DES

PHÉNOMÈNES RÉSOLUTIFS

DUS

A LA MÉDICATION DE BARÈGES

Par le Dr GRIMAUD

MÉDECIN CONSULTANT A BARÈGES
EX-INSPECTEUR DES THERMES
MÉDECIN DE L'HOSPICE THERMAL
MÉDAILLE D'OR (ACADÉMIE DE MÉDECINE)
MEMBRE DE LA SOCIÉTÉ D'HYDROLOGIE

PARIS

IMPRIMERIE F. LEVÉ

17, RUE CASSETTE

—

1892

DES

PHÉNOMÈNES RÉSOLUTIFS

DUS

A LA MÉDICATION DE BARÈGES

Par le Dr GRIMAUD

MÉDECIN CONSULTANT A BARÈGES
EX-INSPECTEUR DES THERMES
MÉDECIN DE L'HOSPICE THERMAL
MÉDAILLE D'OR (ACADÉMIE DE MÉDECINE)
MEMBRE DE LA SOCIÉTÉ D'HYDROLOGIE

PARIS

IMPRIMERIE F. LEVÉ

17, RUE CASSETTE

—

1892

DES

PHENOMÈNES RÉSOLUTIFS

DUS

A LA MÉDICATION DE BARÈGES

Les affections nombreuses et variées qui sont du ressort de la médication de Barèges offrent toutes ce caractère distinctif qu'elles ne peuvent bénéficier de la cure que lorsqu'elles sont arrivées à une période où les désordres de l'état aigu ont amené à leur suite ces formations productives, que l'on a nommées néoplasies, et qui peuvent être l'objet d'un travail résolutif plus ou moins complet.

La sphère des réparations est très étendue à Barèges, et il m'a semblé qu'il ne serait pas sans quelque intérêt de tenter brièvement une synthèse des faits pathologiques, auxquels s'applique cette action puissante sur les divers tissus de l'économie.

En plaçant en regard des propriétés bien caractérisées de cette Eau minérale les conditions sous l'influence desquelles s'exercent les phénomènes osmotiques, on est frappé de ce fait que la nutrition intime est directement sollicitée et atteinte dans ses actes divers. Or, quand il s'agit de nutrition cellulaire, ce sont toujours les modifications du système nerveux général qu'il faut envisager. La cellule, nous dit Rindfleish, est irritable et active, mais c'est du système nerveux qu'elle tient en partie son irritabilité et son activité ; elle se nourrit, se développe, se reforme quand elle a été altérée, mais c'est le système circulatoire qui lui fournit les éléments de sa nutrition et de son développement.

Le premier facteur de l'action résolutive consiste, nous dit Cl. Bernard, dans la rapidité de la circulation et surtout de la circulation capillaire ; car la résorption résultant d'une succession d'échanges d'activité inégale, entre le produit à résorber et l'organisme, et ces échanges s'opérant par l'intermédiaire des liquides contenus dans les vaisseaux. il s'ensuit que, plus la circulation des liquides et notamment du sang est active, plus la résorption est facile et efficace.

C'est en nous référant à ces données physiologiques acceptées de tous que nous essaierons d'indiquer les diverses applications de l'Eau sulfureuse de Barèges sur les organes où la nutrition est déviée, et de montrer dans quelle mesure elle concourt à leur réparation par l'intensité plus grande des phénomènes circulatoires et nerveux qu'elle détermine au sein de leurs tissus.

Que la lésion siège à la peau, sur les muqueuses, sur les tissus conjonctif et glandulaire, ou les os, la nature du travail nous paraît devoir être toujours la même, et résulter des conditions circulatoires et nerveuses profondément modifiées ; je laisserai de côté l'action microbicide probable dans une certaine catégorie de faits, mais nous serions là en pleine hypothèse.

La disparition des éléments infiltrés dans les tissus et repris molécule à molécule par l'absorption interstitielle n'a, on peut le dire, jamais lieu sans orage à Barèges. En général, vers le milieu de la saison, s'élève une crise plus ou moins accentuée, mais presque toujours perceptible, qui réveillant la sensibilité des parties s'accompagne de malaise, parfois de mouvement fébrile ; la tuberculose locale, les affections osseuses et articulaires, les rhumatismes avec engorgement fibreux offrent souvent ce spectacle qui, s'il n'est pas tout à fait spécial à Barèges, y présente néanmoins une physionomie plus accentuée qu'ailleurs.

Quand le travail résolutif ne peut être complet, l'Eau minérale use, pour arriver à ses fins, d'un autre procédé, elle précipite la fonte puriforme des éléments néoplasiés ; ce travail à nos Thermes est si fréquent qu'il faut souvent compter avec lui.

De ce qui précède il résulte qu'avant tout, comme nous le disions en commençant, la lésion justiciable de Barèges est dans les meilleures conditions possibles, quand elle est à l'état torpide, c'est-à-dire dépourvue de symptômes aigus ou subaigus, exempte de sensibilité spontanée ou provoquée, et susceptible de recevoir sans une impression trop vive le coup de fouet thermal destiné à opérer dans son intimité une action perturbatrice.

Commençons cette étude par les dermatoses.

Constatons d'abord que la stimulation des vaisseaux capillaires de la peau, l'éréthisme du système nerveux se liant à un prurit vif, à de la chaleur, l'apparition dans le cours du traitement d'éruptions passagères, depuis l'érythème jusqu'au furoncle, rendent nos Eaux peu applicables à la cure de certaines formes de dermatoses. L'eczéma sujet à exacerbations, celui des parties génitales en particulier, le lichen, l'urticaire, le prurigo à l'état violent contre-indiquent la cure. Il nous est impossible de ne pas partager sur bien des points l'opinion de notre grand pathologiste Bazin, au sujet du traitement des diathèses et de leur expression cutanée.

Mais que l'indolence remplace l'excitation, que la rugosité, la desquamation, l'infiltration du derme, peu ou point de prurit soient les conditions de la dermatose, l'action sulfureuse retrouvera son efficacité. C'est ainsi que l'eczéma plutôt diffus que localisé, le pityriasis, surtout le versicolor qui est parasitaire, les diverses variétés d'acné, particulièrement l'indurata, l'icthyose où la texture et les fonctions de la peau demandent une modification complète et énergique, donnent prise au traitement thermal de la manière la plus précise. Sous son influence la peau se nettoie, se déterge, les sécrétions épidermiques disparaissent, et le fonctionnement normal tend à se rétablir. Faisons une exception pour le psoriasis, affection désolante entre toutes, qui peut disparaître et disparaît souvent pour un temps, mais presque jamais d'une manière définitive : le remède héroïque est encore à trouver.

La diathèse intervient toujours pour donner un cachet de curabilité plus grande, ou de résistance à telle ou telle dermatose. L'eczéma, l'impetigo à caractère franchement lymphatique, seront plus facilement guéris que chez un arthritique, dont les lésions cutanées offrent quelque chose d'âpre et de mordicant, et surtout une tendance grande à la récidive.

Les altérations syphilitiques de la peau, papules, tubercules, se réclament le plus souvent d'un traitement complexe, thermal et mercuriel ou ioduré, parfois thermal exclusivement, quand l'intolérance gastrique force à une interruption du traitement spécifique ; elles sont victorieusement attaquées par l'agent minéral, après une légère exaspération d'ordre critique, et après tout salutaire.

En terminant ce qui a trait aux affections de la peau, il convient de dire un mot du lupus. Peut-être semblera-t-il téméraire d'énoncer l'assertion que le lupus érythémateux bénéficie avec avantage de la cure sulfureuse ; cependant j'ai pu constater le fait un certain nombre de fois : il n'en est pas de même pour le lupus tuberculeux, qui autorise les médications les plus violentes, et ne retire que des modifications peu importantes d'un traitement thermal.

Le caractère éminemment résolutif de la médication de Barèges se montre avec une évidence remarquable dans les cas d'induration et de phlegmasie de la peau, et des tissus sous-jacents, qui accompagnent les dilatations vasculaires phlébectasies ou phlébites, dues aux varices des membres inférieurs. A chaque saison, il m'est donné d'observer un certain nombre de cas avec état violacé de la peau, œdème et désorganisation de la structure des éléments, et caillots sanguins interceptant la petite circulation : à un degré plus avancé, ce sont des ulcères interminables, désespoir des praticiens, que ne peut combler le bourgeonnement réparateur entravé par une sécrétion ichoreuse.

La population ouvrière des villes et des campagnes nous en offre de fréquents exemples ; l'in-
curie, d'une part, le travail prolongé de l'autre, de
mauvais pansements, rendent la cure thermale
nécessaire, mais aussi difficile : car il faut y adjoindre le traitement hygiénique, exiger le maintien
du membre dans la position horizontale le plus
longtemps possible, et c'est là une nécessité que
beaucoup de malades n'acceptent pas volontiers.

Dans ces cas graves et intéressants, on peut
suivre du doigt et de l'œil l'œuvre salutaire de l'eau
minérale : la congestion de la peau, l'induration de
ses couches, les nodosités variqueuses retrocèdent
de semaine en semaine, et tel malade qui, au début,
pouvait à peine marcher, serait capable à la fin de
la saison, de soutenir une longue course, si la prudence ne le défendait ; quant aux ulcérations, telle
est l'efficacité de Barèges sur les plaies atoniques ou
de mauvaise nature que, si la solution de continuité
n'est pas trop étendue, trop désespérée, la guérison
est le plus souvent possible : à une surface violacée,
saignante, ichoreuse, succède une plaie à pus louable,
à bourgeons réparateurs les bords tendent à se rapprocher et à s'affronter : c'est aux bas élastiques, à
une hygiène bien comprise de consolider la guérison,
que compromet si souvent le manque de vitalité de
la peau.

J'ai pu, il y a deux ans, mener à bonne fin une plaie
variqueuse de sept ou huit centimètres de long sur
cinq ou six de large, occupant une partie de la face
externe de la jambe, après deux saisons consécutives ;
malheureusement, la nécessité du travail a repro-

duit une petite solution dont la cicatrisation sera possible encore.

Mentionnons ici, comme afférent à ce sujet, un fait qu'a bien voulu m'indiquer M. le Dr Dubac.

La Peyronnie a publié dans les *Mémoires de l'Académie de Chirurgie* (1761) un très intéressant travail sur quelques obstacles qui s'opposent à l'éjaculation naturelle de la semence, dans lequel il rapporte cinq observations des tumeurs du corps caverneux. Il constate qu'après avoir vu échouer contre ces indurations le traitement mercuriel et tous les fondants, il eut l'idée d'essayer des Eaux de Barèges et n'eut qu'à s'en louer. Il cite quatre observations dans lesquelles la cure thermale fit complètement disparaître ces nodosités ; un cinquième cas parut d'abord réfractaire à ce traitement, mais une deuxième saison, précédée de l'emploi des préparations mercurielles, finit par triompher complètement de ces tumeurs.

Quelle que fût la nature de ces néoplasies, purement inflammatoire, goutteuse ou autre, leur rétrocession, sous l'influence seule de Barèges, n'en est pas moins remarquable et digne d'être mentionnée, d'après l'affirmation d'un chirurgien aussi éminent.

Le tissu glandulaire est un de ceux où le travail de résolution, soit spontané, soit provoqué par les médications les plus variées, offre le plus de résistance à l'action thérapeutique ; c'est ce qui explique les témérités du traitement chirurgical qui, depuis plusieurs années, semble vouloir s'imposer d'une manière exclusive. Toutefois, les médications chlorurée-sodique, d'une part, et sulfureuse de l'autre ont une action trop certaine pour qu'il n'y ait pas lieu de protester contre cet oubli de précieuses ressources thérapeutiques. Qu'il me soit permis d'exposer brièvement le résumé d'une longue pratique à Barèges sur ce sujet.

Distinguons d'abord entre les adénites hypertrophiées seulement et les adénites suppurées.

Dans le premier cas, nous nous trouvons en présence de tumeurs le plus ordinairement à la région cervicale ou axillaire, généralement multiples, souvent confondues en une seule masse, par hyperplasie d'éléments nouveaux.

Quand la tumeur n'est pas trop volumineuse, le traitement, qui doit être actif (bains, douches, boisson), fait disparaître la gangue qui relie les ganglions, les morcelle en les ramollissant; tel est le résultat que l'on peut constater dans une première saison. Mais ce travail se continue après la cure, la fonte continue à s'opérer, et d'une année à l'autre, on peut ne plus trouver trace de gros ganglions.

Plus souvent, l'eau minérale tend à provoquer une suppuration que la nature peut faire naître également quand la résorption est trop lente à s'effectuer. « C'est le seul mode d'élimination des « tubercules glandulaires, nous dit Lebert, et la « rareté des cas de résorption, celle plus grande en « core de transformation calcaire et crétacée n'in « firment point cette assertion. Nous avons même « remarqué que les malades porteurs de glandes « tuberculeuses suppurées étaient moins sujets à la « tuberculisation interne que ceux qui portaient « dans ces glandes des tubercules encore à l'état « de crudité. »

La fonte suppurative glandulaire est, à Barèges, fréquente et définitive dans ses résultats; la masse tuberculo-celluleuse interne s'évacue entièrement, et il ne reste plus qu'une coque cellulo-fibreuse constituant des cicatrices indurées d'abord, puis passant à l'état de cicatrices blanchâtres caractéristiques.

J'ai été témoin maintes fois d'insuccès absolus à la suite de curages de tumeurs ganglionnaires abcédées et de récidives à courte échéance, ce qui s'explique facilement quand on songe que c'est sur la paroi interne de l'abcès que se fait la génération incessante de la graine tuberculeuse, dont l'instrument tranchant ne peut pas toujours, à moins d'ablation complète de la tumeur, empêcher la repullulation.

Dans ces cas, j'ai eu la satisfaction de voir opérer avec un succès constant le traitement thermal.

Est-il besoin d'ajouter que les ressources thermales restent impuissantes quand il s'agit de ces écrouelles énormes et repoussantes, qui occupent toute la région cervicale? Alors la chirurgie paraît devoir s'imposer. C'est à l'avenir qu'il appartient de nous dire si cette longue et délicate dissection dans des régions parsemées de vaisseaux, peut prendre définitivement droit de cité dans la pratique.

En résumé, l'opinion de Bordeu est toujours exacte, quand il dit : « J'ai vu que les Eaux de « Barèges ont diminué un grand nombre de ces « tumeurs ou de ces glandes, et surtout qu'elles en « ont fait suppurer beaucoup d'autres. »

La glande mammaire est parfois aussi envahie

par le tubercule, mais dans une mesure plus restreinte que les autres organes glandulaires. Son volume considérable, les bosselures, l'induration d'une partie de la région peuvent laisser le diagnostic en suspens entre l'encéphaloïde et la scrofule. Alors la cure thermale sert à la fois de pierre de touche et de moyen curateur. Inutile et même nuisible quand il s'agit de cancer, elle amène une dissociation, une résorption graduelle des éléments de la tumeur ; souvent même, ici comme ailleurs, intervient le mode suppuratif, il se forme des fistules qui se ferment après le dégorgement effectué.

Ne quittons pas le tissu glandulaire sans dire quelques mots des tumeurs variées dont le testicule peut être le siège et qui ressortissent à Barèges.

C'est d'abord l'épididymite indurée chronique, suite de phlegmasie du canal, entretenue par un rétrécissement inflammatoire, négligence des règles de l'hygiène. Le succès est à peu près constamment obtenu après quelques phénomènes critiques dus à un léger retour d'écoulement, quelque orage *loco dolenti*.

C'est ensuite le testicule tuberculeux qui n'est pas fréquent parce qu'il tombe maintenant dès le début sous le couteau du chirurgien. Cependant, il m'a été donné d'en observer une quinzaine de cas. La période d'induration où les noyaux circonscrits tendent à se transformer en masses crétacées, offre peu de prise à l'action thermale.

Il n'en est plus ainsi quand la suppuration a commencé à se faire ; Barèges alors active singulièrement ce travail, le pus change de nature, devient plus abondant ; les éléments résorbables de la tumeur sont entraînés et s'évacuent, laissant un tissu fibreux avec noyaux indurés.

Ce dernier résultat est plus fréquent que la période de résorption interstitielle qui s'opère difficilement dans l'organe testiculaire.

Quoi qu'il arrive, les fonctions de la glande sont et restent anéanties, les cellules et les tubes séminifères étant comprimés et détruits.

Les affections oculaires externes sont d'une grande fréquence à nos Thermes, et il n'est pas besoin d'insister sur les graves et rebelles altérations dont la conjonctive oculaire et la cornée sont le siège chez les jeunes scrofuleux; l'une rouge, hypertrophiée, sécrétante, souvent renversée en dehors, résiste opiniâtrément aux topiques locaux, comme le savent les spécialistes. La cornée envahie des lames superficielles aux lames profondes, depuis l'infiltration grise due à une hyperplasie abondante des cellules jusqu'au leucoma, qui abolit la vision, tous les degrés possibles s'offrent à l'observation.

Rien de plus intéressant que de suivre les heureuses modifications apportées par l'agent minéral à ces troubles inflammatoires et nutritifs. Appliqué en lavages prolongés sur la paupière, en même temps que l'administration de l'eau à l'intérieur se fait à haute dose, il a des effets résolutifs qu'une seule saison bien souvent permet de constater d'une façon saisissante. Sur la muqueuse oculaire la décongestion s'opère, les sécrétions se tarissent, le boursouflement se réduit progressivement.

Quant aux opacités cornéennes, celles qui s'accompagnent de pannus et de vascularisation encore récente, se résorbent plus facilement; mais celles qui intéressent les couches profondes et semblent par leur aspect et leur chronicité, devoir faire échouer tout traitement, après avoir résisté aux médications les mieux dirigées, sont encore susceptibles de succès vraiment étonnants. Que de fois n'ai-je pas vu de jeunes enfants dont les lésions cornéennes me semblaient absolument inguérissables avoir une amélioration qui se convertissait presque en guérison complète après plusieurs saisons, avec retour complet ou partiel de la vision, jugée d'abord absolument perdue. Je ne parle pas ici, bien entendu, du leucoma accompagné de dépôts calcaires, sur lequel la résorption n'a aucune prise.

C'est aussi, le plus souvent, chez les enfants et adultes lympho-strumeux que l'on trouve ces catarrhes de la muqueuse nasale boursouflée, rouge, hypersécrétante, accompagnés d'ulcérations et de carie. La portée d'action du principe sulfureux est ici remarquable, et sur la texture de la muqueuse et sur ses sécrétions exubérantes, et aussi sur le tissu osseux envahi parfois consécutivement.

Signalons enfin l'hypertrophie amygdalienne, si commune chez les enfants scrofuleux, hypertrophie parfois énorme, gênant l'articulation du son et de la respiration. Le volume de ces glandes se réduit rapidement sous l'influence de la pulvérisation et du traitement interne.

Mêmes modifications se produisent sur la muqueuse pharyngienne et bronchique, et d'une manière d'autant plus rapide et plus heureuse que les lésions catarrhales se trouvent sous la dépendance de cet état, non encore défini, qui n'appartient pas à la tuberculose confirmée, mais qui fait partie du lymphatisme, vieux mot dont la signification quoique un peu vague, ne serait pas, malgré les travaux modernes, facile à remplacer.

Arrivons aux maladies des oreilles.

Elles se résument la plupart du temps en lésions suppuratives, soit du conduit auditif externe, soit, et c'est le cas de beaucoup le plus fréquent, de la muqueuse de la caisse avec propagation dans les cellules mastoïdiennes qui, suivant Politzer, sont toujours consécutivement atteintes.

Souvent liées, chez les enfants surtout, aux autres manifestations de la diathèse lymphatique, elles se présentent à nos Thermes déjà revêtues d'un caractère rebelle qu'elles empruntent à la constitution du sujet.

Dans cet ordre de faits Barèges est d'une efficacité qui ne craint pas la comparaison. Les bains de mer seraient inutiles, même nuisibles, en raison de l'irritation violente que l'eau salée apporte à ces tissus si délicats : quant aux chlorurées sodiques, le Dr Foix a écrit que si des injections très mitigées pouvaient encore être appliquées aux écoulements externes, les lésions ostéopériostiques ou osseuses de l'oreille ne peuvent être traitées avec succès à Salies. Or ces suppurations profondes ont, comme nous le dit Politzer, une origine osseuse dans la presque totalité des cas.

Dans ces affections tenaces, la cure emprunte au traitement thermal toutes ses ressources (bains, boissons, injections) avec tous les ménagements que comportent la gravité du mal, la susceptibilité des parties malades ; car, aussi bien que dans les affections osseuses des membres, il se produit toujours une période d'excitation qui rappelle des douleurs, une suppuration plus abondante, souvent avec expulsion de petits séquestres, période qui se trouve ensuite remplacée par une période de réduction des phénomènes inflammatoires et de sédation.

Si l'otite interne se répercute et s'étend aux cellules mastoïdiennes, celles-ci peuvent être prises primitivement et constituer ce volume parfois considérable de l'apophyse mastoïde, avec carie et fragments de nécrose, que l'on traite par la trépanation.

Cette grave lésion peut guérir par la seule intervention de la cure thermale, j'ai pu en réunir une dizaine d'observations ; l'inflammation du système osseux peut être atteinte et réduite par nos Eaux dans quelque partie du squelette que ce soit.

Ai-je besoin de dire que le traitement le plus satisfaisant dans ses résultats peut laisser persister des altérations irrémédiables de l'appareil auditif, la sclérose du tympan, sa perforation, l'ankylose des osselets, véritables infirmités auxquelles s'ajoute la perte de l'ouïe ?

C'est ici surtout que peut s'appliquer avec avantage l'axiome : *principiis obsta*. La guérison des lésions ne permet pas toujours le rétablissement des fonctions physiologiques des organes.

Les affections osseuses de l'oreille nous conduisent aux affections osseuses générales, qui ont fondé jadis la réputation de Barèges et qu'il faut distinguer en ostéites simples ou traumatiques, en ostéites tuberculeuses, et en ostéites syphilitiques.

La plupart des ostéites que l'on ne peut placer sous la dépendance d'un état constitutionnel sont dues à des violences extérieures, fractures ou luxations dont les suites ont été désastreuses, soit que la consolidation ait été entravée par la présence d'esquilles non encore éliminées, soit par une maladie générale diathésique, ou une plaie variqueuse, etc.

Nous voyons à Barèges un grand nombre de cals volumineux et difformes, d'où résultent une compression des vaisseaux et des nerfs, une impotence du membre qui reste œdémateux, douloureux, malgré repos, bandages. Il faut avant tout que l'ostéite guérisse pour que ces désordres disparaisssent et permettent le retour à l'état physiologique de la partie affectée.

On peut affirmer que c'est là un succès qui s'obtient d'une manière constante et parfois avec une rapidité qu'on n'eût osé espérer. Le Dr Duplan, auteur d'un mémoire sur ce sujet inséré dans les *Mémoires de médecine et de chirurgie militaire* (1850) s'exprime ainsi :

« Le caractère le plus saillant et en quelque sorte
« spécial des accidents consécutifs aux fractures,
« est celui qui dépend de la tumeur du cal. Les
« bains combinés avec la douche ont pour effet
« presque constant, la résorption de cette tumeur
« avec plus ou moins de promptitude suivant son
« ancienneté. Quand la fracture date de plusieurs
« années, cette résorption a lieu consécutivement
« trois ou quatre mois après le départ des malades :
« mais elle s'effectue souvent beaucoup plus tôt, et
« nous l'avons suivie bien des fois dans ses progrès
« de décroissance rapide à Barèges. »

Notons à ce sujet la crainte exprimée autrefois par quelques chirurgiens, que ce ramollissement du cal, premier travail exécuté par l'eau minérale, ne fût un obstacle à la consolidation. L'expérience fait tomber cette crainte imaginaire, et dès le troisième mois du traitement, la cure peut être entreprise avec avantage.

Dans un petit nombre de cas saisissants de traumatisme avec fracture du rachis dans les régions dorsale et lombaire, j'ai pu observer la réduction de la déformation de la partie et de la tumeur osseuse coïncidant avec le retour des mouvements, de la sensibilité, comme aussi de la contractilité vésicale et rectale abolie depuis l'accident ; après deux saisons la marche était devenue à peu près normale. Évidemment dans ces cas la compression de la moelle épinière avait cédé au fur et à mesure de la diminution de la tumeur osseuse.

Dans dix observations que j'ai sous les yeux de fracture de cuisse, remontant à une époque de 1 à 3 ans, il y avait raccourcissement de 4 à 5 centimètres, cal énorme avec incurvation de l'os, demi-ankylose du genou, marche douloureuse ou impossible sans support. Le résultat fut une réduction du cal rendu peu appréciable, le retour et la fermeté des mouvements, allongement du membre dans une certaine mesure par plus de souplesse et de contractilité des muscles.

La syphilis tertiaire à l'état de périostite, périostose, et même envahissant les couches profondes de l'os n'est pas rare à Barèges et permet de constater l'action spéciale de l'eau minérale sur le tissu osseux. Comme pour la syphilis secondaire, le traitement spécifique que l'on continue tant que le malade n'offre pas d'intolérance, doit être cependant laissé de côté quand l'estomac ne peut plus supporter les plus petites doses d'iodure de potassium. Dans ces conditions qui, je le répète, se reproduisent souvent parce que, à l'époque actuelle, il est de règle de pousser jusqu'aux dernières limites l'usage des médicaments spécifiques altérants, le patient n'a plus qu'à reprendre haleine aux Eaux minérales, et à user d'une médication reconstituante. Qu'arrive-t-il sous l'influence de la poussée thermale? Le volume de l'os qui, depuis quelque temps, semblait stationnaire, parce que le mauvais état général ne permettait plus à la résorption de s'exercer avec efficacité, se réduit d'une manière manifeste, parfois des abcès se forment entraînant des nécroses plus ou moins étendues, et le foyer du mal se déterge. J'ai pu, dans un mémoire précédent, citer quelques observations remarquables afférentes à ce sujet; je me borne aujourd'hui à insister sur les précieuses ressources que nous offre, en pareils cas, la médication sulfureuse.

Parlons maintenant, pour terminer ce qui a trait aux affections osseuses, de ce que l'on désignait autrefois sous le nom de carie, ostéite strumeuse et que l'on désigne aujourd'hui sous le nom exclusif de tuberculose osseuse.

Il nous semble plus que jamais opportun de donner à Barèges, dans cette sphère morbide, sa part légitime d'action, que la chirurgie contemporaine, éblouie par les succès opératoires, tend à restreindre au grand préjudice des malades.

Cette action sur les os atteints d'ostéite, de carie, de nécrose simple, c'est-à-dire non constitutionnelle, pourquoi semblerait-elle contestable quand il y a du tubercule dans l'os? Uniquement parce que c'est un produit spécifique. Mais ce produit

spécifique peut disparaître de lui-même dans l'économie, il est susceptible de résorption.

M. le Professeur Ollier avoue que jusqu'à l'âge
de 12 ans le fait peut se rencontrer et se rencontre
assez fréquemment ; plus tard, cela lui semble impossible. Des faits en nombre immense protestent
contre une doctrine aussi exclusive, et il est bien
certain que la guérison spontanée du tubercule, soit
par transformation calcaire, soit par fonte puriforme,
n'est pas chose très rare. A plus forte raison ce mode
double de guérison pourra-t-il être opéré lorsque aux
efforts de la nature, se joindra une action tout à fait
élective sur la nutrition osseuse d'une eau minérale
apte à changer profondémentles conditions circulatoires de la partie atteinte. Or ce travail s'observe
à nos Thermes à toutes les périodes de la tuberculose
(la période aiguë exceptée) et l'on peut en voir les
heureux résultats sur un grand nombre de malades,
qui restent ensuite indemnes de tout retour offensif.
Il n'y a pas de saison que je n'observe dans mes
salles d'hospice, des vieillards porteurs d'an-
ciennes cicatrices fermées dans leur jeunesse après
une ou plusieurs saisons faites à Barèges, et qui
viennent trente, quarante ans après, s'y guérir d'une
affection étrangère à la maladie tuberculeuse de la
jeunesse.

Il y a donc lieu d'affirmer que le travail de disparition du tubercule par résolution, ou après suppuration, s'opère à nos Eaux sur une grande
échelle.

Posons quelques indications.

L'os malade peut s'offrir sous deux aspects diffé-
rents, au point de vue de l'anatomie pathologique,

correspondant à deux périodes distinctes de la marche du processus morbide.

Dans une première, il est le siège d'une ostéite productive où la prolifération des cellules embryonnaires et la vascularité se développent d'une manière excessive. Les produits déversés à la surface et à l'intérieur de l'os sont parfaitement susceptibles d'être résorbés et subissent la transformation fibreuse. « Le tubercule, nous dit le professeur Grancher, est « une néoplasie inflammatoire à tendance fibro-« caséeuse. » Il en résulte souvent une hypertrophie énorme de la partie envahie.

Dans une deuxième période, il y a fonte puriforme des éléments altérés qui s'évacuent par une ou plusieurs ouvertures extérieures. C'est un mode de dégorgement de l'os infiltré de sucs, mais nécessaire aussi bien souvent pour frayer la voie aux fragments nécrosés qui opposent un obstacle à la cicatrisation.

La cure du premier degré est heureuse, surtout chez les enfants qui offrent peut-être dans un cinquième de cas des ostéites multiples, mais paraissant aussi plus superficielles. Rien de plus fréquent que de voir de petits malades de six à douze ans atteints de spina ventosa aux doigts, de carie à l'avant-bras, au bras ou ailleurs. En général ces ostéites cèdent plus facilement chez eux. Comme dit le professeur Ollier, la nutrition étant dans l'enfance extrêmement active, la résorption s'exécute aussi d'une manière moins lente que chez l'adulte. Ces petits doigts boursouflés par l'ostéite raréfiante comme s'ils avaient été insufflés se réduisent, reviennent sur eux-mêmes et guérissent souvent sans fistules.

Chez l'adulte, la carie est le plus souvent en rapport avec les grandes modifications que la croissance détermine. Existe-t-il aussi l'influence délétère de la contagion entre membres de la même famille? Toujours est-il qu'à la consultation si nombreuse de l'hospice et au dehors, je puis constater presque chaque jour chez le père, la mère et les enfants une multiplicité d'ostéites qui ne peut s'expliquer que par le contage ou, ce qui me paraît infiniment plus probable, par les influences héréditaires fortifiées par une hygiène vicieuse.

Chez le vieillard, l'ostéite est due à un retour d'explosion d'une ancienne affection réveillée par un métier manuel, les travaux des champs, la station debout prolongée, toutes causes qui ont pour effet de maintenir une stase sanguine aux membres inférieurs surtout, qui ne peut que ramener une cause d'excitation dans le *locus minoris resistentiæ*; bien souvent aussi un vieux séquestre enchatonné semble réclamer son expulsion définitive.

Cette période suppurative, où de nombreuses ouvertures fistuleuses laissent presque toujours prévoir au fond du trajet quelque nécrose, offre des apparences de guérison parfois perfides, car on n'arrive pas toujours, à cause de la sinuosité des voies suppurantes, à sentir avec le stylet le *caput mortuum*; quand il a été expulsé, il peut en exister d'autres, et c'est un cas qui se présente fréquemment après la saison, au grand désespoir du malade qui se croyait absolument guéri, et pour lequel toute crise est une rechute.

C'est surtout la phlegmasie osseuse dont nous parlons qui est le siège, en général vers le milieu de la cure, de ces phénomènes critiques déjà mentionnés et qui prennent ici un caractère sérieux : retour des douleurs, sensibilité de la partie phlogosée, plus grande abondance de la suppuration devenue plus fluide, appareil fébrile parfois intense et nécessité d'interruption de la cure pendant quelques jours. Voilà le spectacle qui s'offre souvent et nous donne la certitude de la vive évolution déterminée au sein de l'os malade par l'eau minérale. Puis succède une sédation, la fin de la crise, la décongestion finale, la cicatrisation de la fistule, ou une atténuation dans la physionomie extérieure du mal qui permet d'envisager avec confiance une cure prochaine.

Le terme de ces processus morbides, la rapidité de leur marche sont nécessairement en rapport avec l'âge, le nombre, la grosseur des nécroses qui constituent la plus importante des complications et le principal obstacle à une heureuse issue. Et que l'on ne croie pas que les grandes opérations exécutées par les maîtres les plus habiles échappent à ces vicissitudes de retour offensif de la tuberculose. Le *Bulletin de la Société de chirurgie* est riche en faits de ce genre. Un très grand opérateur nous parlait il y a quelques années d'un malade chez lequel il avait pratiqué jusqu'à 35 opérations, et naguère le Dr Richelot, sous ce titre : « Ce que la chirurgie peut faire d'un sujet tuberculeux, » nous racontait dans l'*Union médicale* de 1890 l'histoire d'un malade qui après avoir, dans l'espace de 4 ans, subi une douzaine d'opérations successives, petites ou grandes, pouvait concevoir l'espoir d'un arrêt dans l'évolution de la diathèse. Est-il une preuve plus saisissante de l'impuissance des procédés de l'exérèse à couper le mal dans sa racine ? En effet, l'instrument tranchant est-il sûr d'atteindre les derniers vestiges de la tuberculose, et n'y a-t-il pas dans ces poussées successives un argument décisif contre la doctrine de la localisation ?

Le chiffre des guérisons d'ostéite tuberculeuse obtenues à nos Thermes est d'environ 90 0/0, comme il m'a été donné de l'établir dans un mémoire précédent adressé à l'Académie de médecine, et ce chiffre est à peu près celui qu'indiquent les rapports des médecins militaires. Il faut en conclure l'action certaine de Barèges dans la grande majorité des cas contre la diathèse et ses manifestations. L'insuccès arrive presque exclusivement dans la forme à marche rapide qui contre-indique les eaux et dans les cas de séquestres invaginés volumineux, qui réclament le secours de la chirurgie.

L'arthrite-fougueuse fait partie du cortège des affections tuberculeuses propagées à la synoviale, et subit soit la transformation fibreuse, soit la transformation caséeuse, d'où les abcès divers qui sillonnent le pourtour des articulations.

Le premier mode de guérison est facilité et opéré parfois rapidement par le travail de résorption que l'eau minérale détermine dans la fongosité, et l'on peut dire que quand la tumeur n'est pas trop volumineuse, le succès est la règle et ne se fait pas attendre : bien des fois, en une seule saison, j'ai pu guérir sans récidive ces arthrites. Celles du membre supérieur surtout offrent moins de résistance à la cure.

Au membre inférieur il n'en est plus de même ; à

la hanche, au genou, au cou-de-pied, la position dé-
clive qui favorise la stase du sang, la marche dont
le malade ne veut pas se priver tant que la douleur
n'y met pas obstacle rendent les abcès faciles et les
phénomènes inflammatoires redoutables ; néanmoins
la cure s'attaque avec succès à ces graves lésions,
et les sceptiques pourraient voir dans les salles
d'hospice bon nombre de malades porteurs de cicatrices multiples, indices de désordres portés à leur
dernière limite dont les Eaux seules ont triomphé.

Le rhumatisme qui, sous ses diverses formes, se
réclame et bénéficie d'une foule d'eaux thermales,
qui en est, pour ainsi dire, la monnaie courante, est
peut-être, avec les affections du tissu osseux, la plus
fréquente des maladies à Barèges. Son traitement et
les indications bien nettes qui y sont afférentes
comportent certains caractères sur lesquels il convient de dire quelques mots.

Le rhumatisme musculaire n'est pas toujours celui
qui guérit le mieux. Les violentes douleurs qu'il
détermine, et qui ont fait dire à Trousseau que né-
vralgie et rhumatisme musculaire pourraient être
confondus sous une même dénomination, sont souvent exaspérées par les divers modes d'administration de l'eau minérale, par les douches du Tambour
surtout, qui ont une action vive et perturbatrice à
laquelle, je crois, nulle autre n'est comparable. La
forme un peu atonique qui ne se révèle que par la
gêne des mouvements, sans paroxysme, est la seule
qui convienne, et dont le traitement soit couronné
de succès.

Pour le rhumatisme articulaire, il n'en est pas
ainsi.

Si nous faisons abstraction de la forme subaiguë où l'inflammation est facile à réveiller, où les poussées peuvent être aisément rappelées par une vive stimulation des systèmes circulatoire et nerveux, il est à peu près toujours singulièrement amendé par la cure ; les reliquats des crises s'effacent peu à peu, les crises elles-mêmes tendent à disparaître, et bien souvent d'une manière complète.

C'est la forme essentiellement chronique qu'il faut envisager, celle qui, à la suite de désordres répétés d'années en années, a affecté les tissus synovial, fibreux, conjonctif et osseux. Le malade qui se présente avec un ou plusieurs membres légèrement douloureux dans l'article, avec œdème, un peu d'épanchement, engorgement de la peau et du tissu cellulaire, raideur, émaciation des muscles, commencement d'ankylose encore à l'état fibreux, ce malade, disons-nous, offre toutes les aptitudes apparentes au succès de la cure qui pourra déployer chez lui toutes ses énergies, et dans cet ordre de faits la médication de Barèges est souveraine. La Douche du Tambour, qui a à peine de la pression, mais qui émane de la source la plus sulfureuse, détermine des effets spoliateurs de stimulation cutanée, de diaphorèse qui prime de haut tout le luxe des moyens balnéatoires. C'est sous cette influence que l'on peut voir les engorgements, l'œdème, les épanchements articulaires disparaître, les nodosités s'effacer, les surfaces osseuses tuméfiées s'aplanir, et les mouvements s'affirmer de plus en plus. A moins que les produits épanchés n'aient subi un commencement d'organisation irréductible, on est toujours en droit de compter sur la puissance de l'action thermale. Les travailleurs des campagnes si souvent perclus de leurs membres et chez lesquels les lésions articulaires sont au maximum doivent chaque année, aux Eaux de Barèges, une rénovation qu'ils n'auraient nulle part ailleurs trouvée aussi complète.

Ce que nous disons ici ne peut malheureusement s'appliquer que dans une mesure très restreinte au rhumatisme noueux, si rebelle, à crises sub intrantes, à moins que l'évolution de ce long processus n'ait pris fin, et que les reliquats qu'il a laissés soient encore susceptibles de quelque rétrocession.

C'est en se référant à l'action éminemment résolutive de nos eaux sur les néoplasies inflammatoires que l'on peut expliquer leur action salutaire sur les maladies du cœur développées à la suite des atteintes prolongées du rhumatisme articulaire.

Un rhumatisme nous arrive avec un bruit de souffle cardiaque plus ou moins râpeux, accompagné d'oppression ; ces phénomènes ont apparu depuis six mois, un an ; ils nous indiquent une inflammation de la substance fibro-vasculaire des valvules ou les suites d'un dépôt sur l'endocarde de fibrine coagulée et de ses transformations. Si l'on voit, comme c'est souvent le cas, pendant et surtout après le traitement, l'oppression diminuer, le souffle diminuer et tendre à disparaître, n'en faut-il pas conclure que les reliquats inflammatoires cèdent à l'action fondante de l'eau minérale, et si, après une ou deux saisons, le cœur se retrouve, ou à peu près, dans un état normal, quelle preuve plus convaincante de l'efficacité du traitement sur les lésions encore susceptibles de résorption de l'organe central de la circulation ?

L'hydartrose a une origine qui la rattache parfois au rhumatisme, et l'on sait que rien n'est plus fréquent que les épanchements poly-articulaires du genou, du pied, du poignet pendant et après le cours de l'affection. Elle participera donc et en général d'une façon rapide à cette action résorbante de l'eau minérale. Quand elle est le résultat d'une arthrite simple ou de cause traumatique, le succès est aussi presque toujours assuré, et j'ai vu fréquemment en quelques semaines disparaître des épanchements du genou considérables, mais relativement récents.

Lorsque au contraire la synoviale est depuis longtemps distendue par une collection séreuse, contre laquelle les propriétés résorbantes de la synoviale semblent impuissantes, il y a lieu de renoncer au traitement thermal et de recourir aux opérations dont l'inocuité et l'efficacité semblent maintenant hors de doute.

Je bornerai ici ma tâche, désireux de présenter seulement une énumération des divers états pathologiques sur lesquels les eaux de Barèges exercent bien manifestement une action décongestive et résolutive qui rappelle ce mode autrefois appelé substitutif, mais qui procède d'une action générale, laquelle met en jeu tous les systèmes de l'économie par l'intermédiaire du système nerveux, de la circulation surtout capillaire et des modifications profondes qu'elle détermine dans les voies sécrétoires.

Ce simple aperçu vise un champ déjà bien assez étendu, mais il m'a semblé opportun de le mettre en lumière, parce qu'il ne me paraît pas suffisamment apprécié.

Paris. — Imp. F. Levé, rue Cassette 17.